疾人精准康复服务行动康复协调员工作手册

看社区故事 学孤独症康复

中国残疾人联合会 康复部◆编

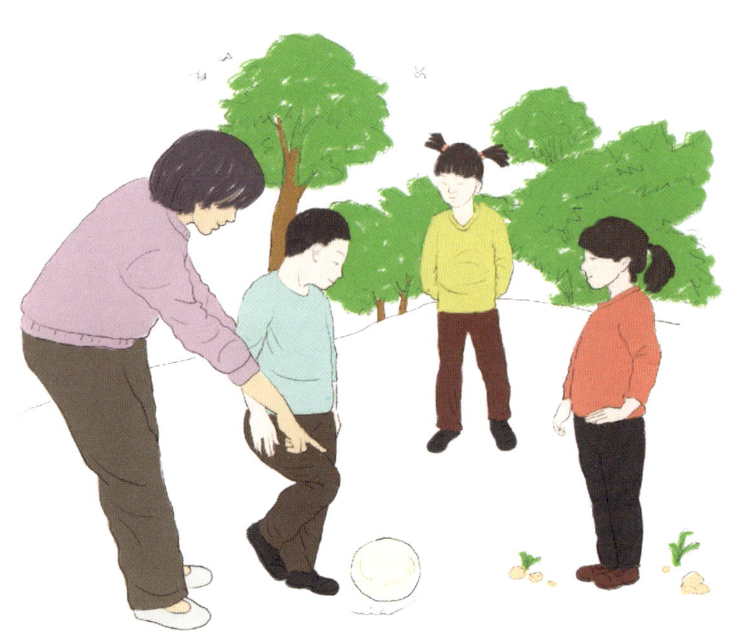

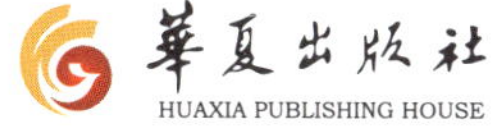

残疾人精准康复服务行动康复协调员工作手册

编辑委员会名单

编　　委

胡向阳　李建军　冯　力　贝维斯　韩纪斌
刘宇赤　郑飞雪

编 写 者（以姓氏笔画为序）

王　维　贝维斯　邓宝仪　李　丹　何　瑶
林　玲　郑飞雪　罗筱媛　罗文波　曹梦安
梁秀贞　魏国荣

鸣　　谢（以姓氏笔画为序）

石孔春　包颖懿　刘红艳　张　栩　张咏诗
况英强　肖少华　陈立吾　林国徽　桂　源
袁方园　黄　恩　常　华

本书作者

李　丹

我的儿子叫强强，今年4岁了，一双眼睛水汪汪的，人人都说这孩子帅，可他就是不听话，整天跑来跑去的，一刻都不停。叫他的名字他不理，让他做事他也没反应；见到邻居和亲戚，他像没看见似的；要东西时也不看大人，只知道拉着大人的手去拿；东西要不到或者不如意时也不说，只会大哭大叫；看到喜欢的东西就去抢；和小朋友在一起时，常常去推或打别人。所以，邻居都不愿让自己的孩子和我儿子一起玩。

儿子玩的方式和玩具也与众不同，比如：别的男孩喜欢的玩具手枪他不喜欢，却喜欢砖块、瓦块；什么东西拿在手上都要转一下。别的孩子玩开小汽车的游戏，他却拿着小汽车不停地转轮子盯着看。儿子快2岁还不会说话时，我们怀疑是否有问题，可老人说，“没事，等长大了就好了”。也有人说，“多带着他和小朋友玩；你们多教教就好了”，等等。孩子现在4岁了，我们每天教的也不少，可有些情况越来越糟。于是，我们向村医咨询，村医也不能明确给我们答案，推荐我们去县医院。县医院的医生告诉我们，孩子有孤独症倾向，联络到县残联的专管员，推荐我们到省级孤独症康复中心接受训练。在那里，我详细了解了孩子的病情，学到了很多科学教育孩子的方法，现在我的孩子能够较好地配合我们学习了，能够听一些指令，表达自己的一些日常要求，玩的兴趣也大大提高了；有时在我们的引导下，也能与小朋友做一些简单的游戏了。康复中心的老师告诉我们：“要在日常生活当中长期坚持训练。遇到不明白的事可以打电话咨询，也可以到中心定期接受指导。”

临床表现和问题

强强常常爬高，不知危险，叫他下来，他像没听见似的，对我不理不睬。

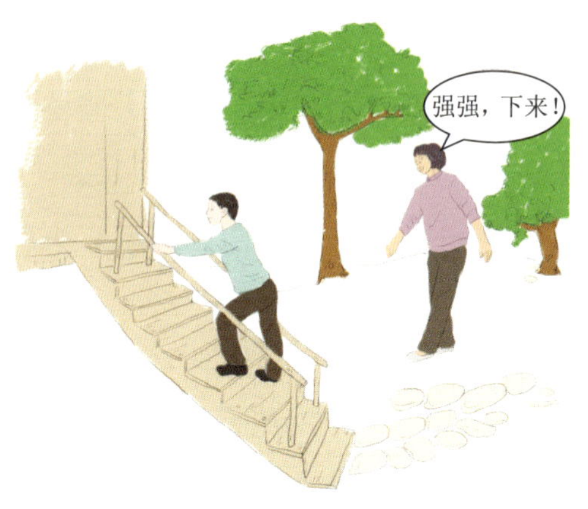

孩子总是一个人长时间地重复玩一些莫名其妙的游戏，叫他的名字也没有反应。

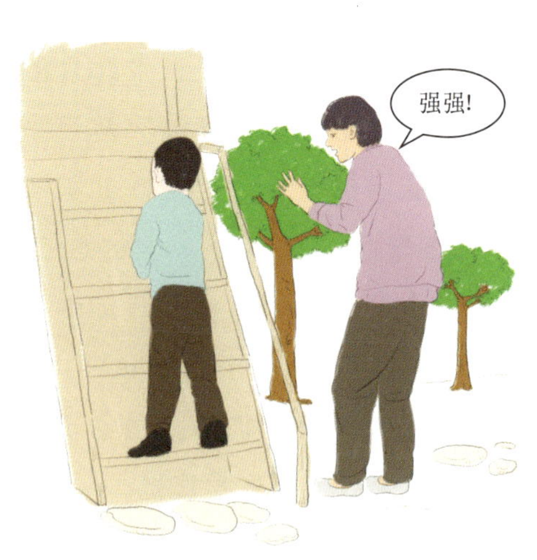

看到他想要的东西，自己够不着的时候，看也不看就拉着旁边人的手去拿。

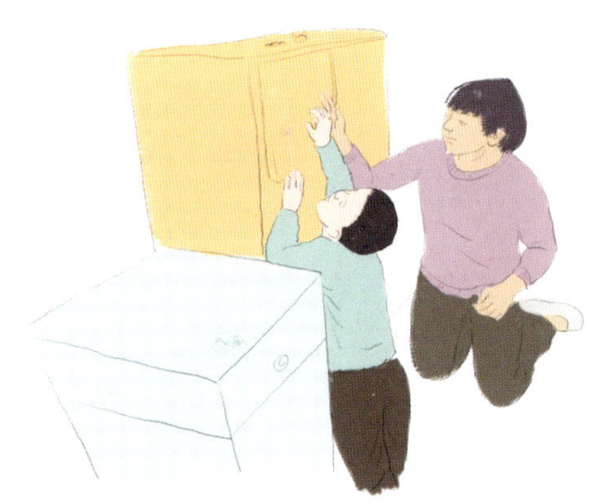

当他一个人玩时，我问他："你在玩什么？"或者我打算与他一起玩时，他也没有任何反应。

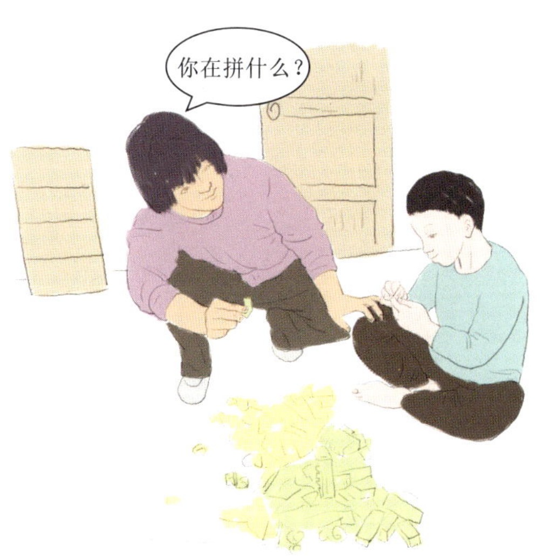

家里来了客人或在路上遇到邻居、亲戚等，他不看人，也不与人打招呼。

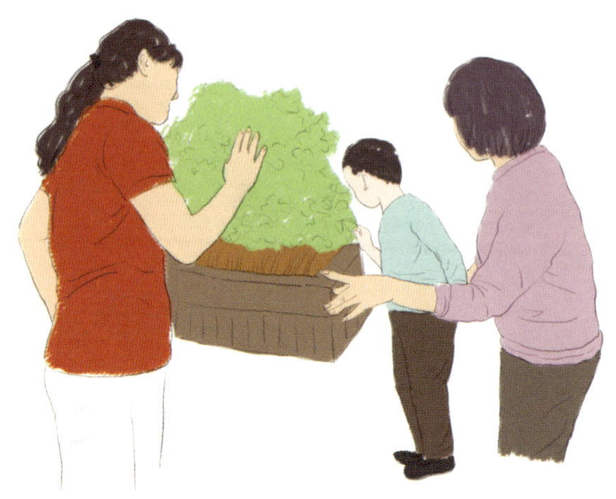

我和他爸爸出门或者回家时，他都不作出任何反应。

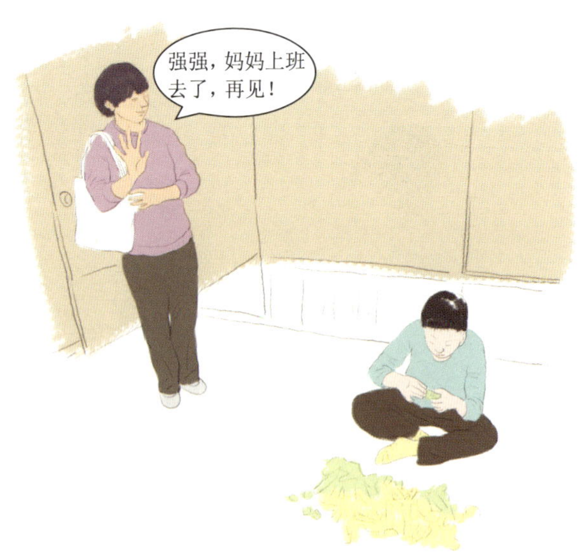

在外面看到自己喜欢的东西时，无论是不是自己的或自家的，他都会扑上去拿或者抢。

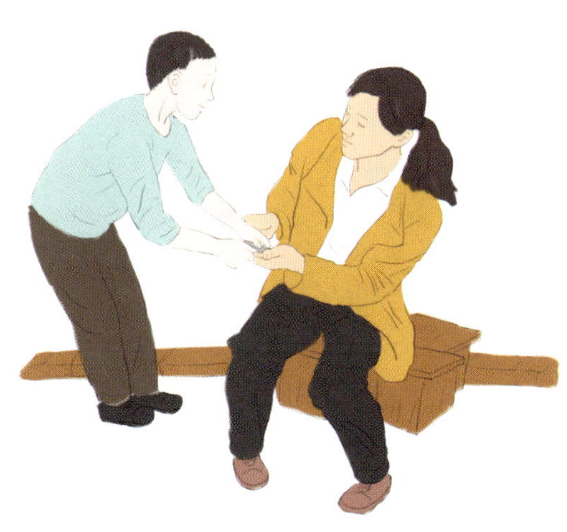

得不到时就会大哭大叫。自己喜欢的东西坚决不让别人动。

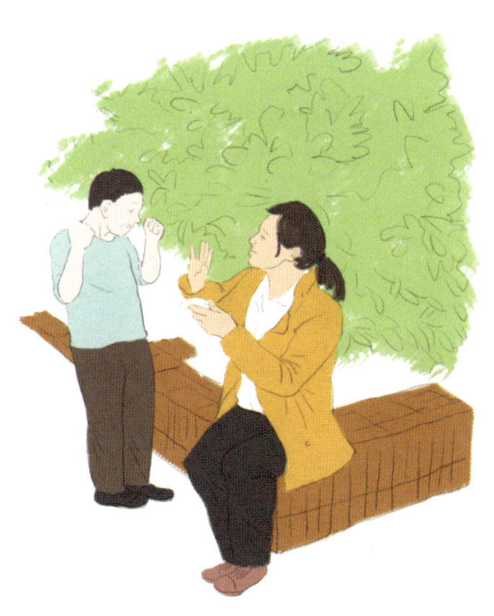

我们经常看到强强一个人在那里“无缘无故”地发笑。

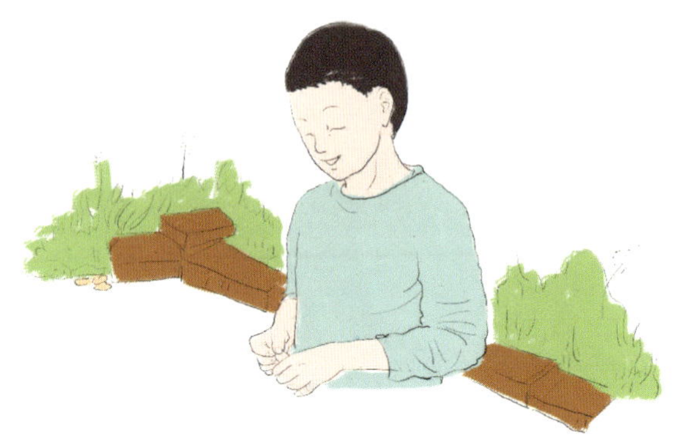

更多的时候是强强自己“无缘无故”地发脾气。

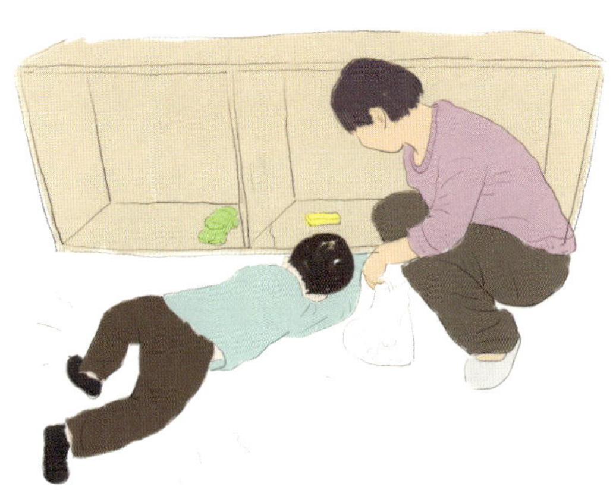

把强强带到小朋友们一起玩的场合时，他却不加理睬，还是自己玩自己的。

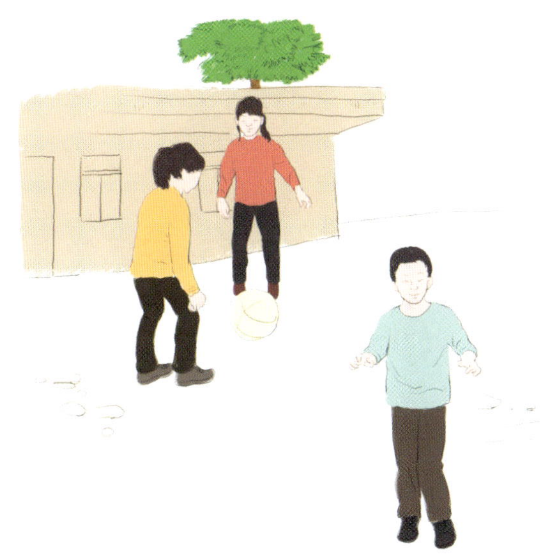

偶尔跟着小朋友一起跑，强强却会突然推小朋友一把或打小朋友一下。

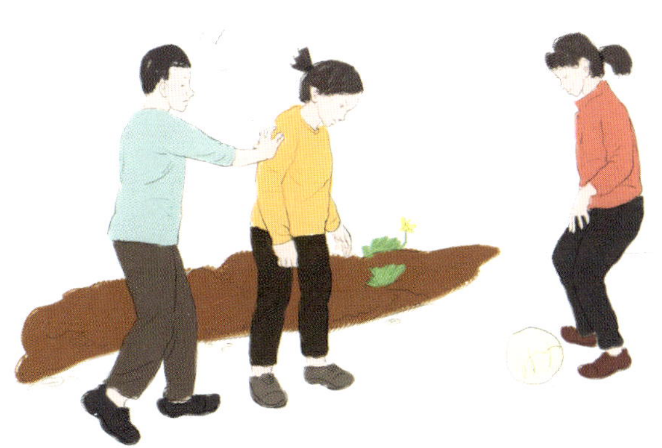

强强到了该牙牙学语的时候没有开口，到4岁了还几乎是不说话。

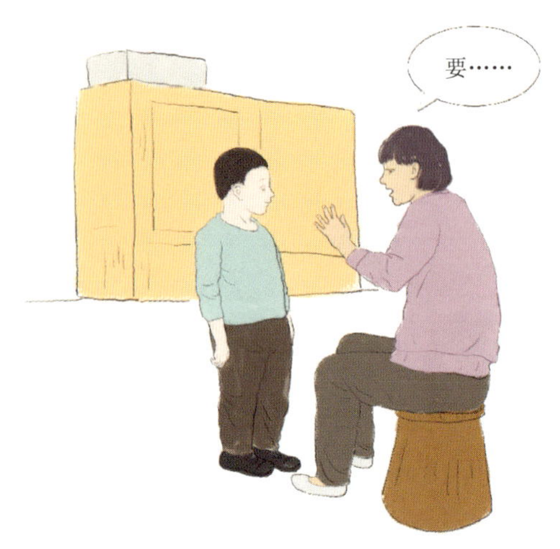

虽然有时“开口”了，但像小鹦鹉似的，别人说什么，他就跟着说什么；或者自言自语，谁也听不清楚；或者说些与情境无关的话，如背广告词等。

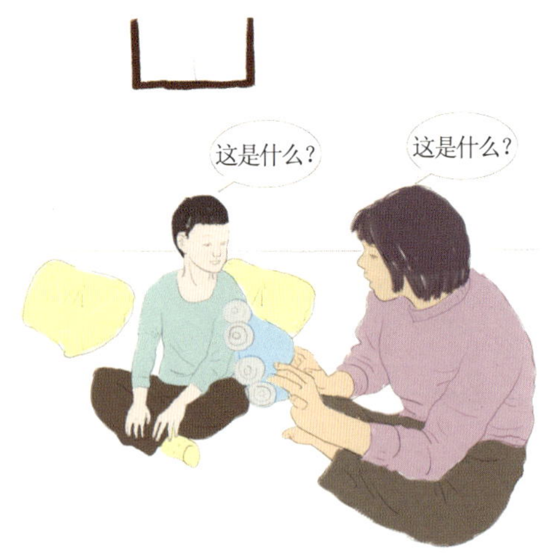

平时，我们也让强强做点小事，可他不听或不能正确按我们的要求做。

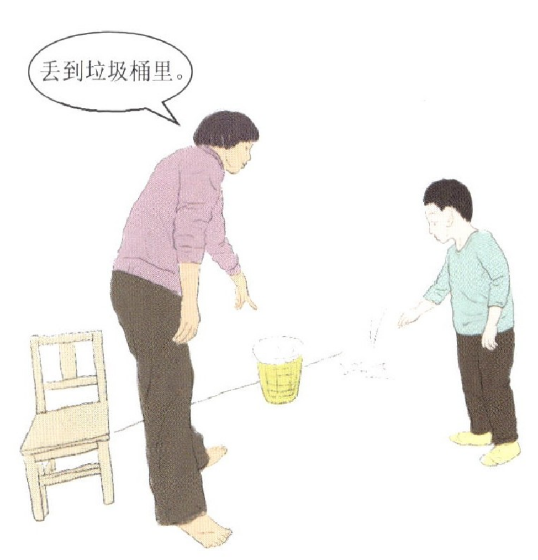

问他问题时，他不知道回答，或者答非所问，或者只说自己感兴趣的话。现在只说简单的几个单词和几个短语。

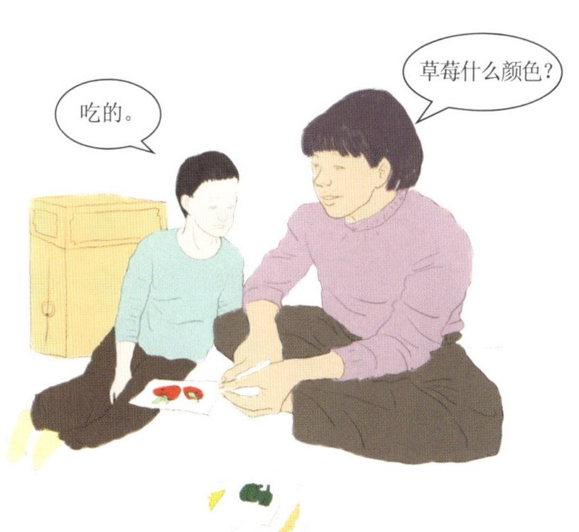

强强常常一个人做些单调的、重复的、没有意义的动作，或玩一些奇怪的物品。当然，不同时期的表现也不一样，比如：有时拿着什么东西都转着玩；有时又无意义地来回跑；有时不停地撕东西；有段时间什么东西都放在鼻子下面嗅；有时一个人坐在那里不停地翻书……

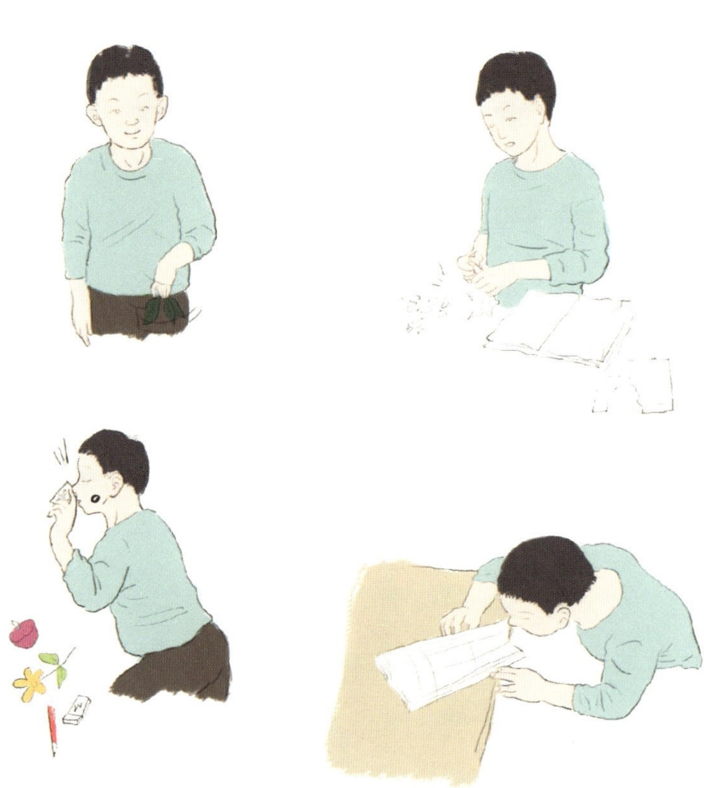

强强的生活自理能力比其他孩子差很多，吃饭、大小便、穿衣等基本生活自理动作现在还不能完成。

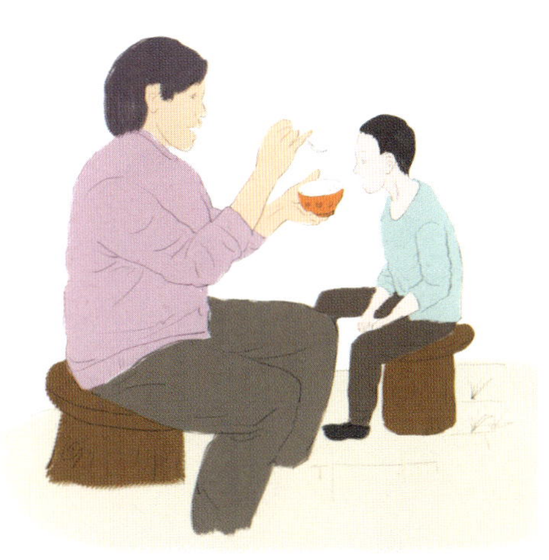

但强强的记忆力很好，到过的地方他都记得。在康复中心时，听说也有一些像强强一样的孩子在某些方面“超常”，比如：识字、计算、绘画，等等。

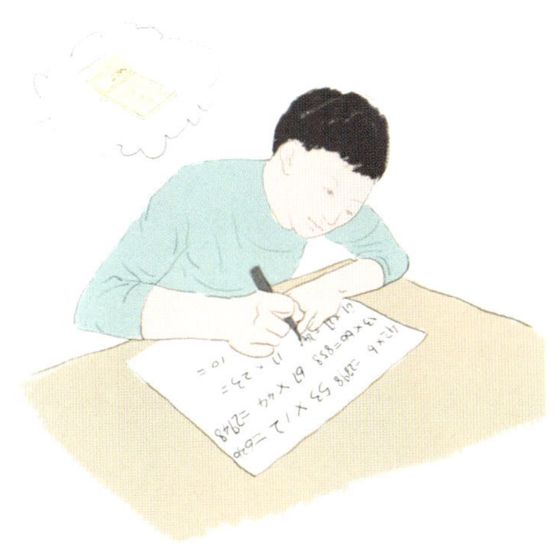

早期康复重点及技巧

在省康复中心，老师组织家长们学习，教导我们：首先，要理解和接纳孩子，尽可能做到早期发现、早期干预。其次，要静下心来学习观察孩子，记录孩子的每一个兴趣、活动和爱好。

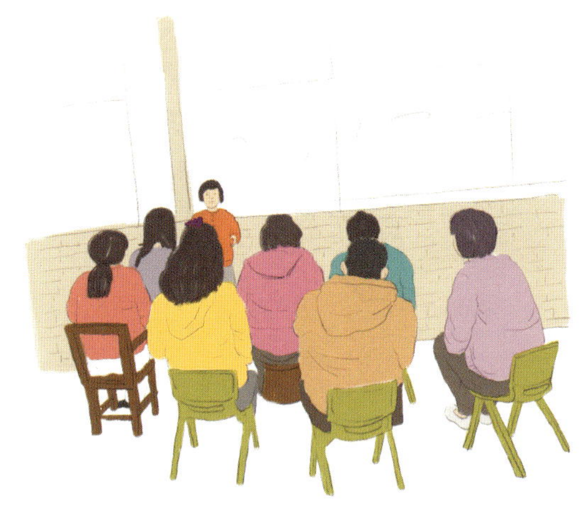

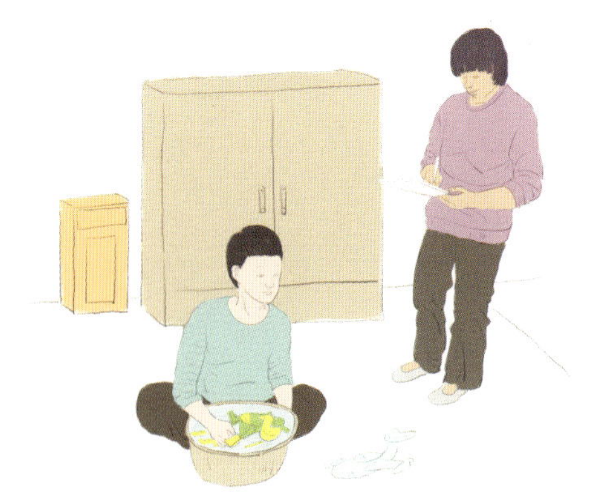

老师要求我们将观察到的孩子的兴趣物或者活动列成一个表。列表时按照孩子感兴趣的程度由大到小排列。我知道了这些孩子感兴趣的物品或活动叫作“强化物”。强强特别感兴趣的是食物，康复中心内的其他孩子有的喜欢玩具，有的喜欢由家长或老师带着做游戏，有的喜欢老师抱，都不一样。

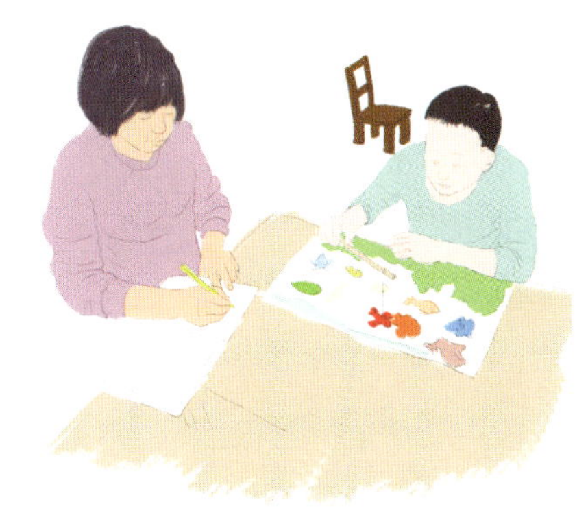

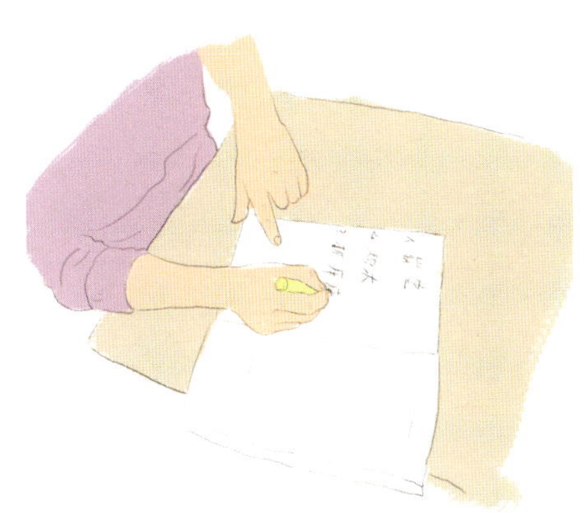

老师要求我们对孩子的一切配合行为或服从行为都要给予强化，并遵循及时性、适当性、一致性和伴随性的原则。

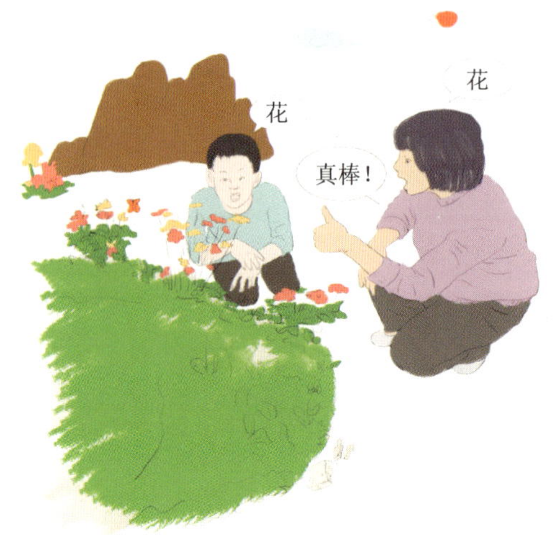

放下家长的“身段”，和孩子一起玩，给孩子的玩要“配音”。在孩子注意我的瞬间，说出我对他的要求或做出恰当的动作，帮他建立互动的意识。

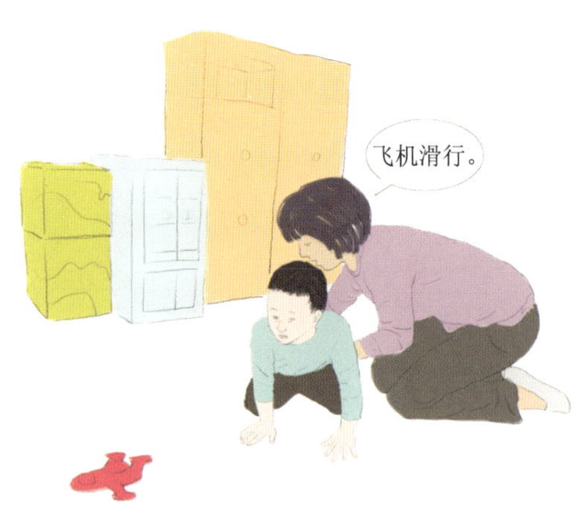

在对强强提要求或发指令时，如果他不会或不明白，我们应及时给予辅助。老师说，在不同的时候要用不同的辅助，比如：全身体辅助、半身体辅助、语言辅助、眼神辅助、位置辅助、示范，等等。

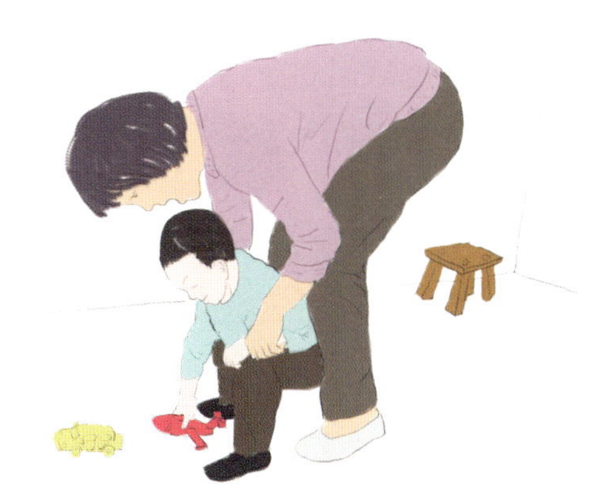

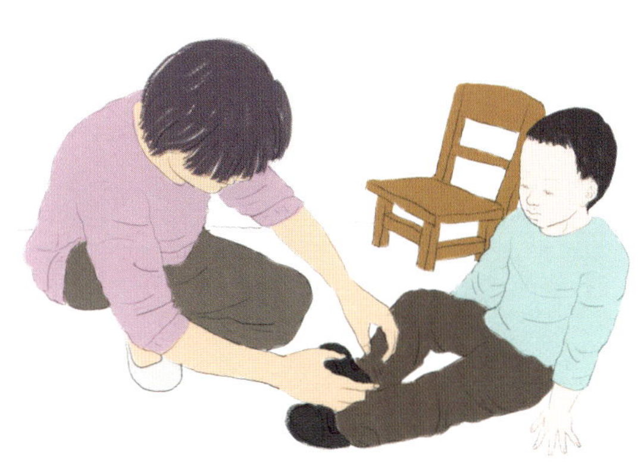

我们坚持运用老师教导的辅助、撤离、强化等技术，强强现在有独立跟随的意识和能力了，包括跟随我说简单的话、跟随我玩不同的玩具、跟随我做不同的动作等。

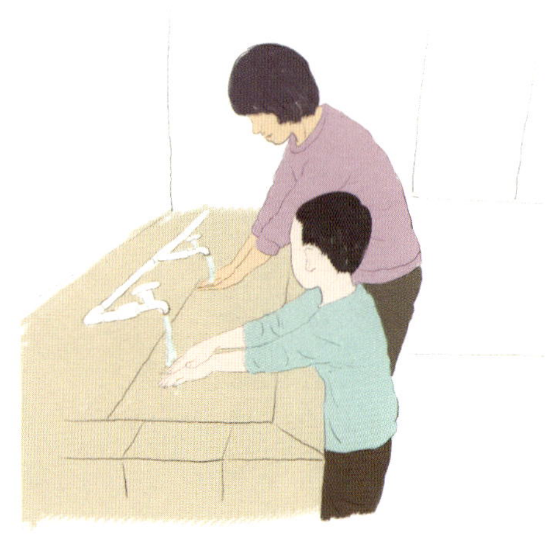

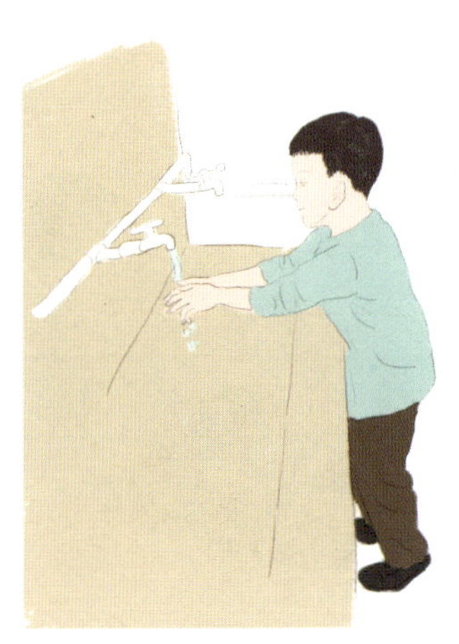

对一些连续性的活动，一开始我不知道怎样教孩子，老师讲了另外一个技术，就是在教导之前要尽可能将这个活动分解成许多小的步骤，如洗手可以分成下图7个步骤。

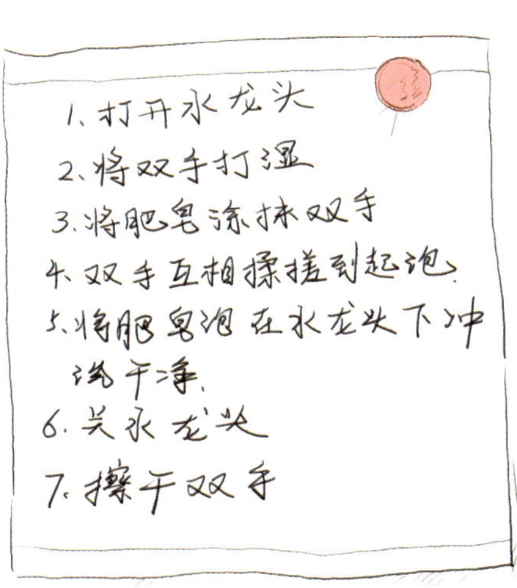

然后，再将这些小的步骤连接起来成为一个完整的活动。

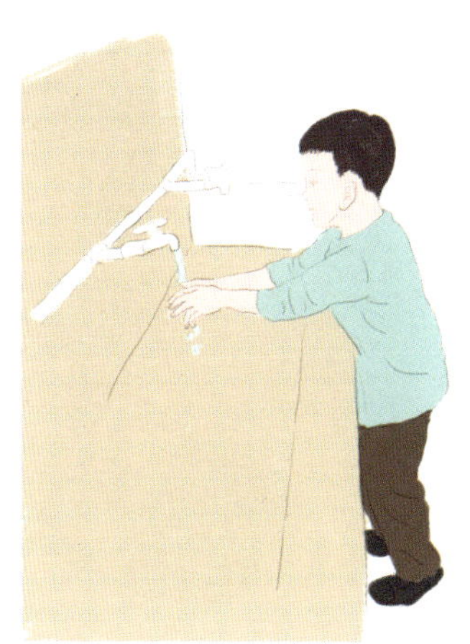

在与孩子讲话时，老师要求我们说的话一定要简单、清晰、明确，不要长篇大论。

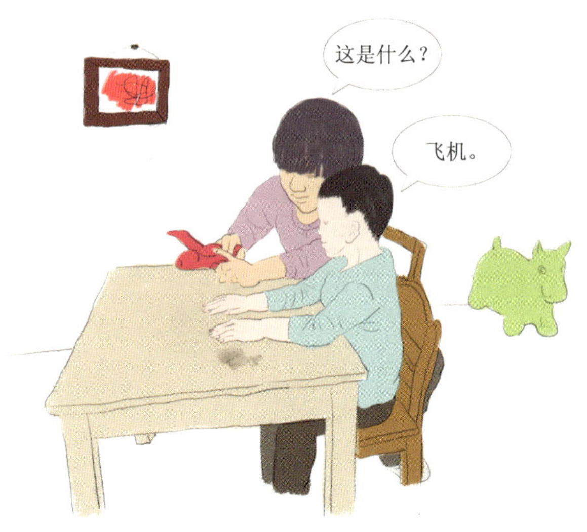

在对孩子提要求前，一定要确定孩子已经注意到你了。

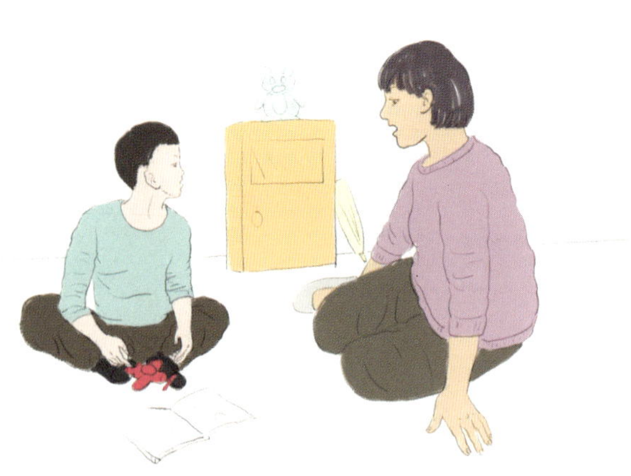

老师说，在与孩子一起玩的时候，最好多说一些结合当时情境的话，这样有利于孩子明白字和词与生活中的物品或活动之间的对应关系。

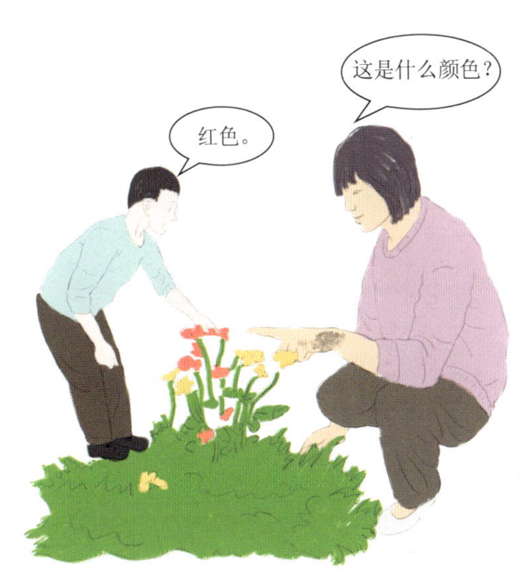

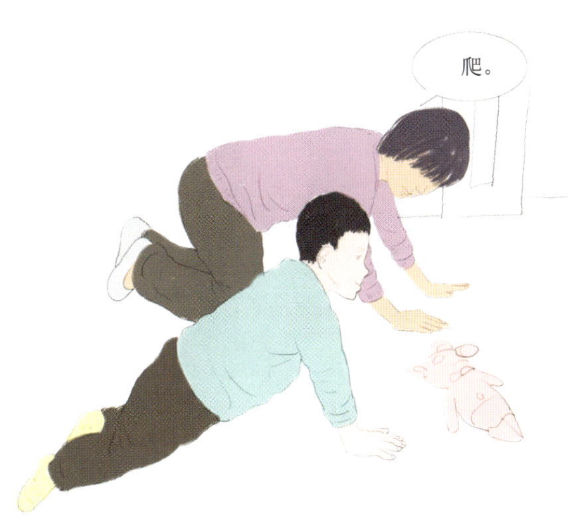

要让孩子明白你说的每一个短语和每一句话都有特定的意思；同时，让孩子明白同一个意思有不同的说法。

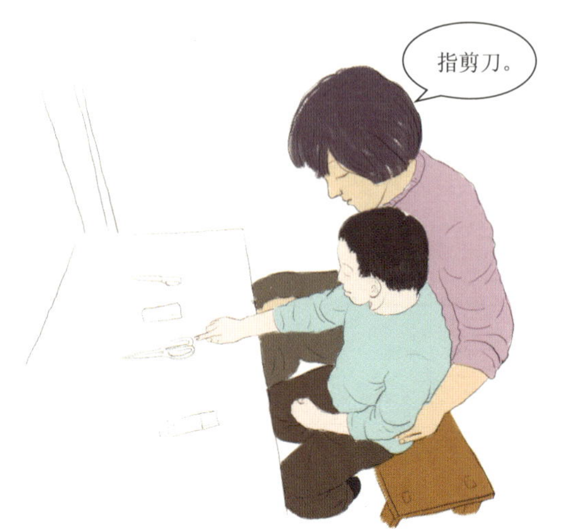

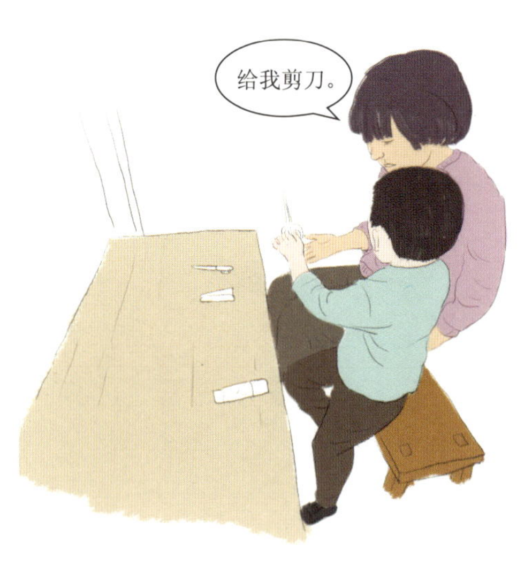

教导孩子看到什么物品说什么词，做什么活动说什么话。

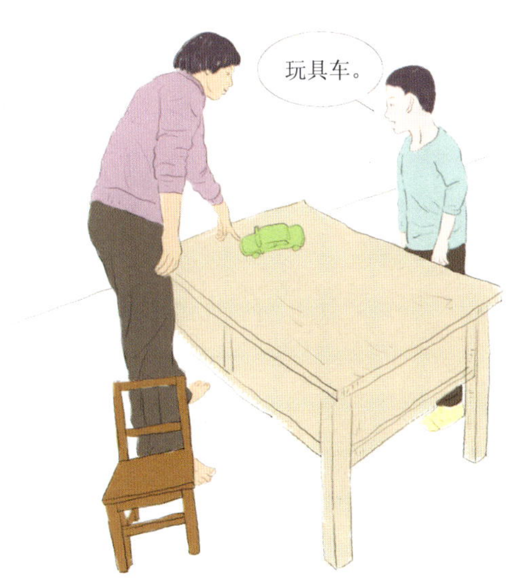

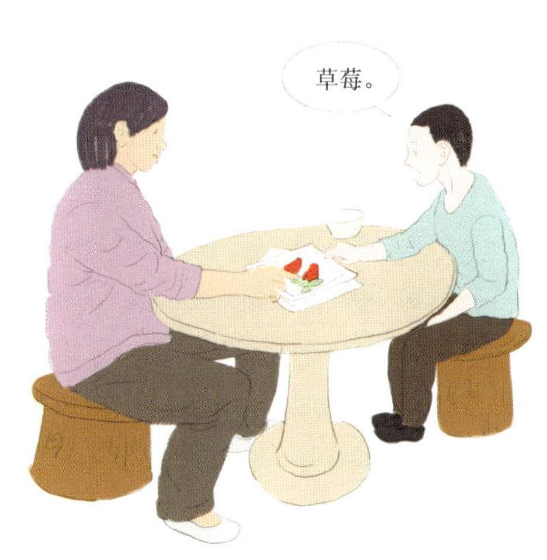

教导孩子用正确的方法打招呼，比如别人叫他的名字时，他会答应或看着别人。

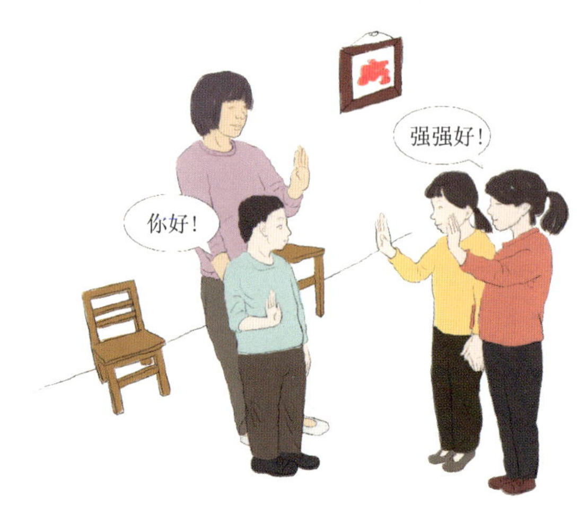

见到熟悉的人时，会用正确的词称呼对方（如叔叔、阿姨等）。

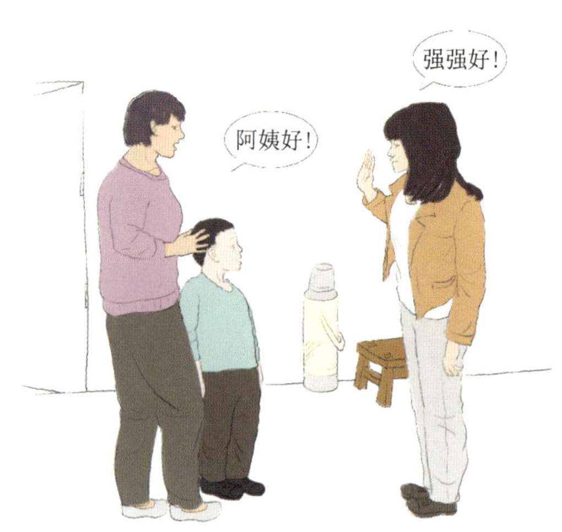

教导孩子用语言、眼神或手势表达自己想要的东西与想做的活动。

在遇到困难时，也要用语言、眼神或手势请求帮助。

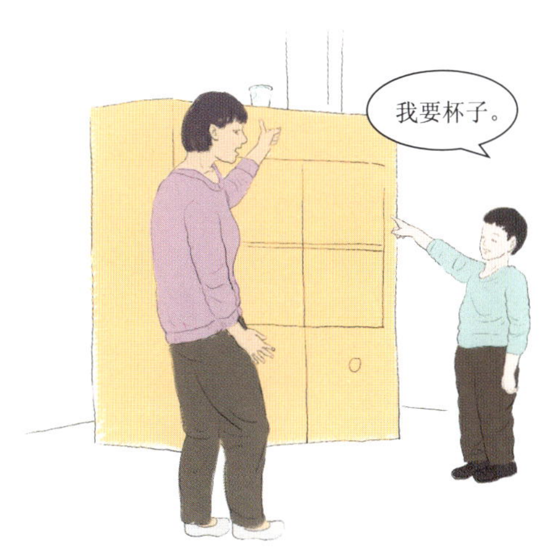

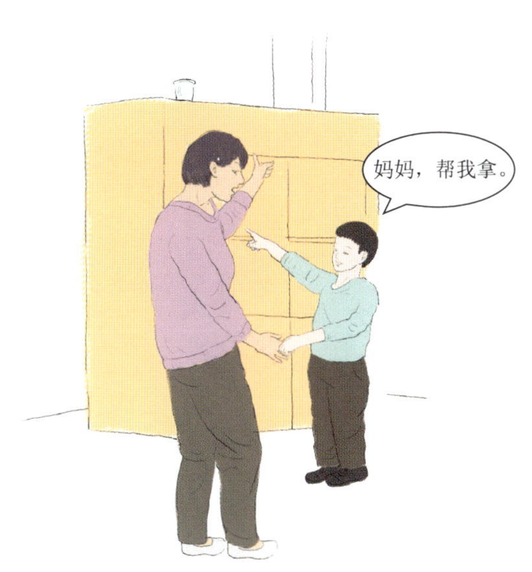

与小朋友在一起时，要引导孩子观察小朋友，辅助孩子与小朋友做一样的动作。

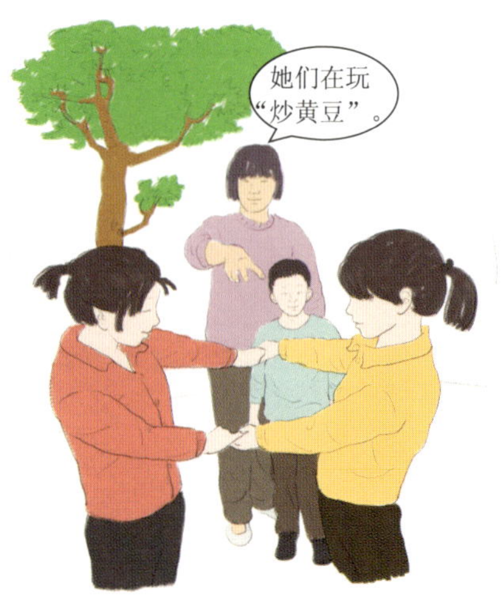

想跟小朋友一起玩时，要先叫出小朋友的名字，并请求小朋友同意自己与他们一起玩。

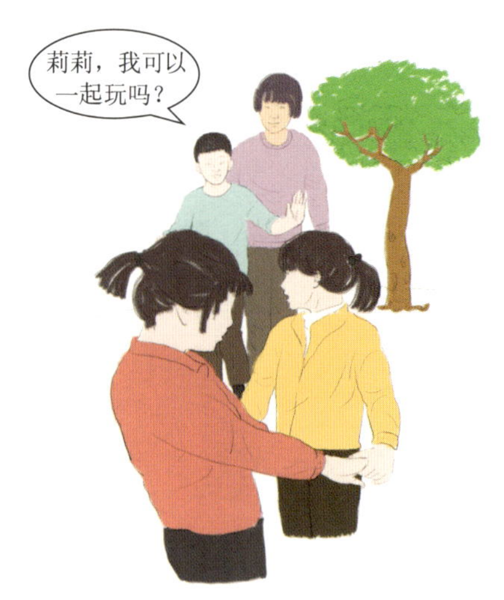

与小朋友在一起玩儿时，要引导孩子学习与小朋友分享玩具、交换玩具。

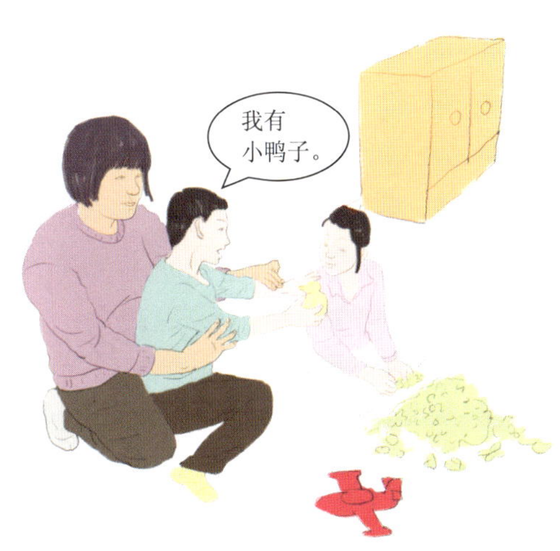

想玩别人的玩具时，要先征得别人的同意。

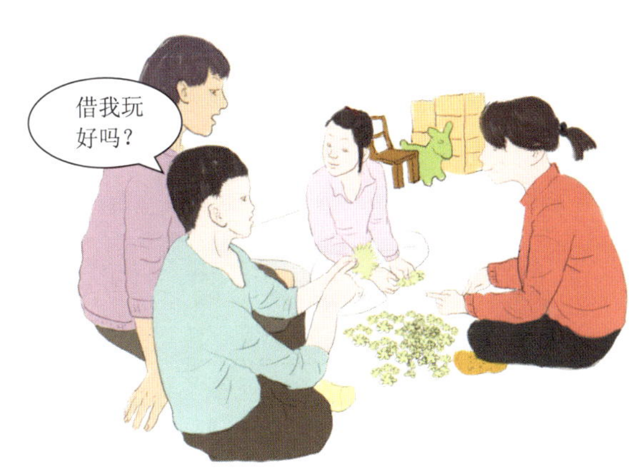

中心还经常组织各种户外活动，要求家长多带孩子与小朋友一起做户外运动，如放风筝、踢球、玩沙子、跑步等等。不但能够锻炼身体，而且可以教导孩子学习遵守轮流、等待的规则。

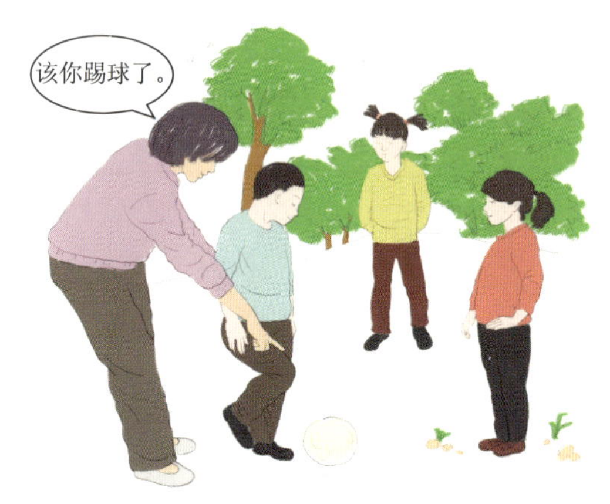

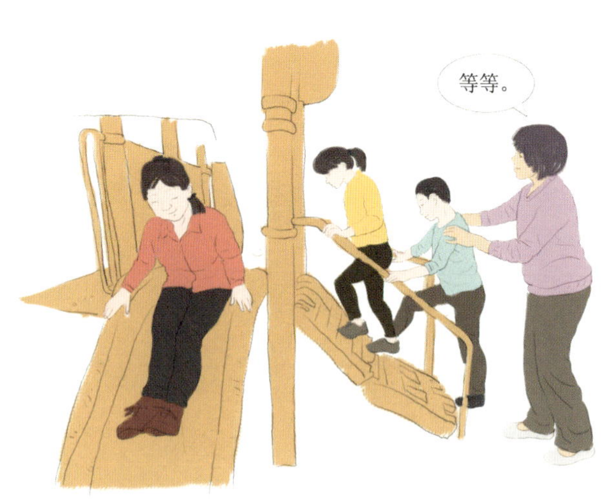

在户外活动中，我学会了引导孩子感受大自然的方法，包括听各种声音、看不同的事物、发现事物的不同特点、触摸不同质地的物品、闻不同的气味，同时表达自己的感受。

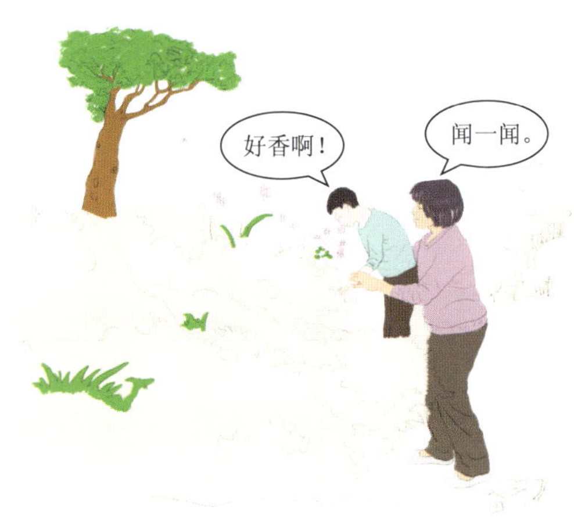

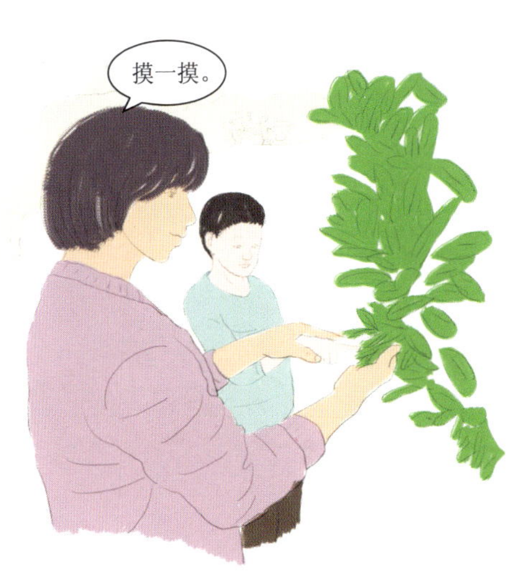

在活动中或活动后教导孩子表述活动的过程，表述事物的特点，以此来丰富孩子的语言。

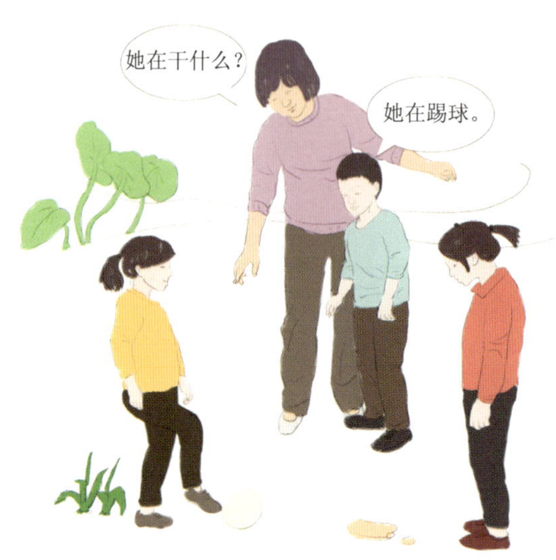

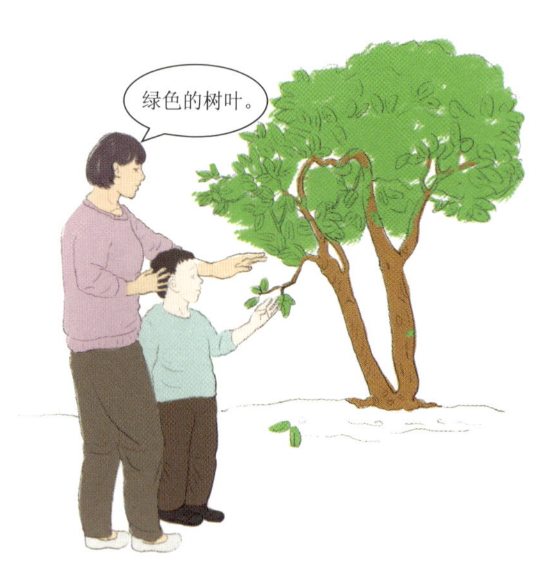

教孩子观察和体会不同的情感表现，表达自己的感受，建立同情心，学习帮助别人。

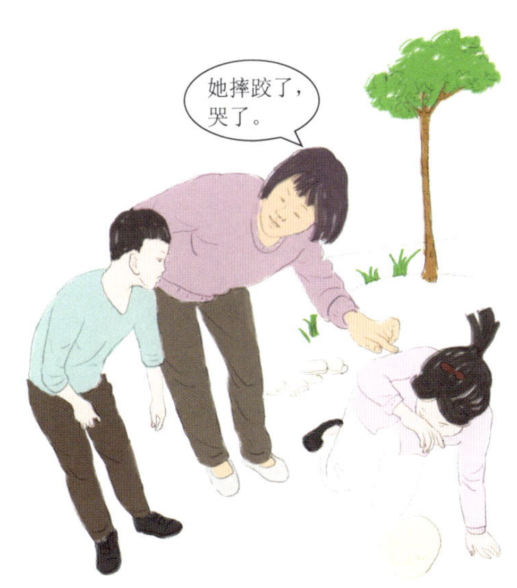

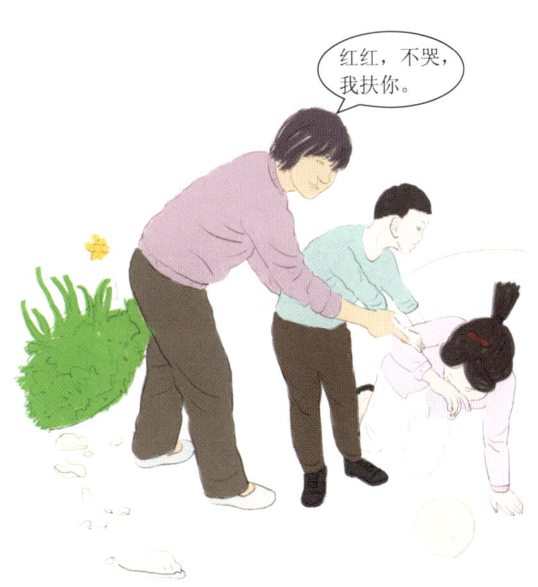

在这期间我更重视培养孩子的生活自理能力，如吃饭、大小便、洗漱、睡觉、穿衣、穿鞋等。

现在，强强听话了，我也轻松了。我会继续按照在省康复中心学到的这些技术引导我的孩子，还会把这些方法教给我们家的所有成员，让他们同我一起来帮助强强。

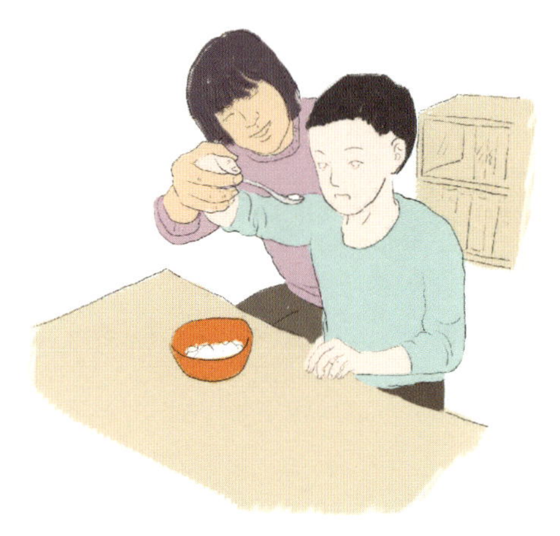

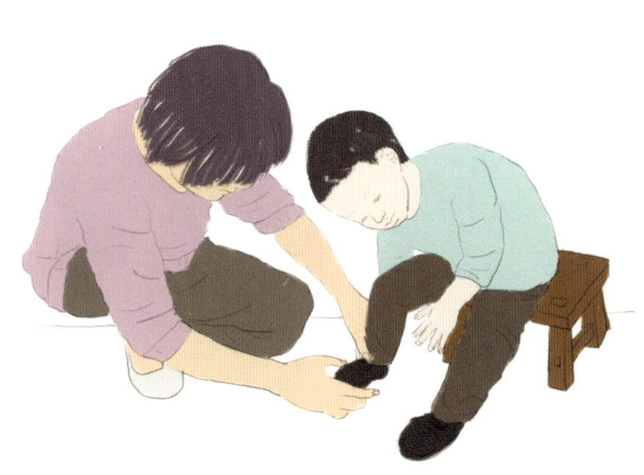

总结

一、孤独症（又名自闭症）是一种大脑广泛性发育障碍性疾病。多在婴幼儿时期发病。临床上表现为三大症候群：

1. 社会交往质的障碍：不看人；不知道别人的存在；不知道常用沟通技巧及使用方法等等。

2. 语言发展质的障碍：说话晚或不会说话；不理解语言的意思；不能运用语言交流与表达，等等。

3. 刻板、单调的游戏及兴趣：选择性地玩玩具、游戏，玩的方法单一、重复，缺乏社会意义，等等。

二、孤独症早期康复中的重点：

1. 提倡早期发现、早期干预。
2. 强调家长的参与。所以，家长要尝试用科学的方法学习。
3. 从尊重孩子的发展和兴趣入手。
4. 建立孩子对人的兴趣。
7. 建立孩子的配合意识和能力。
8. 建立孩子的模仿能力。
9. 拓展孩子对玩具和游戏的兴趣。
10. 建立孩子对语言的理解能力。
11. 建立孩子运用语言表达的能力。
12. 教导孩子用正确的方法与人沟通。
13. 加强孩子运动能力的训练。
14. 加强孩子生活自理能力的训练。
15. 引导孩子用正确的方法表达自己的情感。

三、早期康复中家长需熟练掌握并运用的方法和技巧：

1. 学会观察孩子，寻找孩子的强化物。

2. 科学、合理地使用强化技术。

3. 辅助和撤退辅助技巧的合理运用。

4. 任务分析方法的运用。

5. 链接技术的运用。

6. 如何在自然生活情境中运用上述技巧。

7. 在专业人员的指导下，准确定位孩子的阶段性目标，循序渐进。

四、重点说明：

1. 提倡早期发现、早期干预。3岁以前为最佳干预时期。

2. 孤独症干预强调家长的参与。所以，家长要学习科学的训练方法。

3. 家长要学习理解并接纳孩子，调理和控制好自己的情绪。

4. 每个孩子都有自己的特点，制定适合自己孩子的目标，不要与别的孩子攀比。

5. 孤独症孩子中有85%以上都伴随着不同程度的智力落后。

6. 强调孩子基础学习能力和生活自理能力的建立。不要单纯追求说话、背儿歌、“认卡片”、识字和算术等。

7. 干预是一个长期的过程，不要操之过急。

8. 科学合理地安排作息时间，劳逸结合，帮孩子建立良好的生活习惯。

0-6岁残疾儿童基本康复服务目录（2019年版）

残疾类别	服务对象	服务项目	服务内容
视力残疾	符合条件的有康复需求的0-6岁视力残疾儿童	康复医疗	纳入当地基本医疗保险支付范围的视力康复医疗项目。
		康复训练	视功能、定向行走、感知觉补偿训练。
		辅助器具	助视器、盲杖等基本型辅助器具适配及使用训练。
		支持性服务	家长康复知识培训及家庭康复训练指导、心理疏导、康复咨询等服务。
听力残疾	符合条件的有康复需求的0-6岁听力残疾儿童	康复医疗	1.人工耳蜗植入手术。 2.其他纳入当地基本医疗保险支付范围的听力康复医疗项目。
		康复训练	听觉言语康复训练。
		辅助器具	1.人工耳蜗适配及使用指导。 2.助听器适配及使用指导。 3.耳模、电池等助听器辅助材料。
		支持性服务	家长康复知识培训及家庭康复训练指导、心理疏导、康复咨询等服务。

0-6岁残疾儿童基本康复服务目录（2019年版）

残疾类别	服务对象	服务项目	服务内容
肢体残疾	符合条件的有康复需求的0-6岁肢体残疾儿童	康复医疗	1.先天性马蹄内翻足等足畸形、脑瘫导致严重痉挛、肌腱挛缩、关节畸形及脱位等矫治手术。 2.其他纳入当地基本医疗保险支付范围的肢体康复医疗项目。
		康复训练	粗大运动功能、精细运动功能、认知能力、语言能力、生活自理能力和社会适应能力等训练。
		辅助器具	假肢、矫形器、轮椅、助行器、坐姿椅、站立架等基本型辅助器具适配及使用训练。
		支持性服务	家长康复知识培训及家庭康复训练指导、心理疏导、康复咨询等服务。
智力残疾	符合条件的有康复需求的0-6岁智力残疾儿童	康复医疗	纳入当地基本医疗保险支付范围的智力康复医疗项目。
		康复训练	认知、生活自理和社会适应能力等训练。
		支持性服务	家长康复知识培训及家庭康复训练指导、心理疏导、康复咨询等服务。
孤独症	符合条件的有康复需求的0-6岁孤独症儿童	康复医疗	纳入当地基本医疗保险支付范围的孤独症康复医疗项目。
		康复训练	沟通和社交能力、生活自理能力、情绪和行为调控等训练。
		支持性服务	家长康复知识培训及家庭康复训练指导、心理疏导、康复咨询等服务。

7岁以上残疾儿童和成年残疾人基本康复服务目录（2019年版）

残疾类别	服务对象	服务项目	服务内容
视力残疾	符合条件的有康复需求的7岁以上视力残疾儿童和成年持证视力残疾人	康复医疗	纳入当地基本医疗保险支付范围的视力康复医疗项目。
		康复训练	定向行走、生活技能及社会适应能力等训练。
		辅助器具	盲杖、助视器等基本型辅助器具适配及使用训练。
		支持性服务	导盲随行外出、心理疏导、社会融合活动、康复知识讲座等服务。
听力残疾	符合条件的有康复需求的7岁以上听力残疾儿童和成年持证听力残疾人	康复医疗	纳入当地基本医疗保险支付范围的听力康复医疗项目。
		辅助器具	助听器适配及使用指导。
		支持性服务	康复指导、心理疏导、手语翻译等服务。
肢体残疾	符合条件的有康复需求的7岁以上肢体残疾儿童和成年持证肢体残疾人	康复医疗	纳入当地基本医疗保险支付范围的肢体康复医疗项目。
		康复训练	日常生活能力、体能、社会适应能力等训练。
		辅助器具	假肢、矫形器、轮椅、助行器、坐姿椅、站立架、生活自助具、护理器具等基本型辅助器具适配及使用训练。
		支持性服务	康复知识与实用训练方法培训、心理疏导、社会融合活动、生活自理和居家护理指导、日间照料等服务。

7岁以上残疾儿童和成年残疾人基本康复服务目录（2019年版）

残疾类别	服务对象	服务项目	服务内容
智力残疾	符合条件的有康复需求的7岁以上智力残疾儿童和成年持证智力残疾人	康复医疗	纳入当地基本医疗保险支付范围的智力康复医疗项目。
		康复训练	认知、日常生活能力、职业康复和社会适应能力等训练。
		支持性服务	康复知识培训、家庭康复指导、心理辅导、社会融合活动、生活自理和居家护理指导、日间照料等服务。
精神残疾	符合条件的有康复需求的7岁以上精神残疾儿童和成年持证精神残疾人	康复医疗	纳入当地基本医疗保险支付范围的精神康复医疗项目（含药物、住院治疗）。
		康复训练	沟通和社交能力、日常生活能力、情绪和行为调控、职业康复、工（农、娱）疗和社会适应能力等训练。
		支持性服务	康复知识培训、家庭康复指导、心理疏导、生活自理和居家护理指导、社会融合活动、日间照料、随访等服务。

后记

按照《残疾人精准康复服务行动计划实施办法》，中国残疾人联合会康复部委托中国康复科学所下设的中国残联社会服务指导中心编制《残疾人精准康复服务行动康复协调员工作手册》。

残疾人协调员长期工作在残疾人服务一线，经常要面对残疾人和家属的各种需求，但由于缺乏专业资源和知识，有时感到心有余而力不足，难以为残疾人提供适切的服务。考虑到残疾人协调员的实际情况，本手册根据多年基层残疾人工作的经验，用通俗易懂的方式选取在社区和家庭可以开展并且实用有效的方法用讲故事的形式娓娓道来，配以简洁明快的图片将以人为本，以社区为基础的康复理念融入其中，重视、鼓励和发挥残疾人的优势和潜能，倡导自我管理，推动改善环境与态度，促进残疾人与家庭和社会的参与和融合。

本手册10本一套，包括偏瘫康复、脊髓损伤康复、脑瘫康复、孤独症康复、盲人定向行走、低视力康复、智力障碍康复、精神残疾康复、语言障碍康复及慢性病的自我管理等，涵盖基层常见障碍类型。在编写过程中不仅组织相关专家多次座谈研讨，同时注重内容的实用性，多次征询基层残疾人工作者、残疾人及残疾人家属的意见，力求“愿意看、看得懂、学得会、可操作”。

本书编写形式是一个尝试，其效果还有待发行后进一步验证。期待能够成为基层残疾人工作者实用的“工具”，为精准康复服务的有效落实、促进残疾人自理自立添砖加瓦。

2020年7月

图书在版编目（CIP）数据

看社区故事学孤独症康复/ 中国残疾人联合会康复部编. --北京：华夏出版社有限公司，2020.10（2021.1 重印）

（残疾人精准康复服务行动康复协调员工作手册）

ISBN 978-7-5222-0009-5

Ⅰ. ①看… Ⅱ. ①中… Ⅲ. ①孤独症－康复训练 Ⅳ. ①R749.990.9

中国版本图书馆 CIP 数据核字(2020)第 170360 号